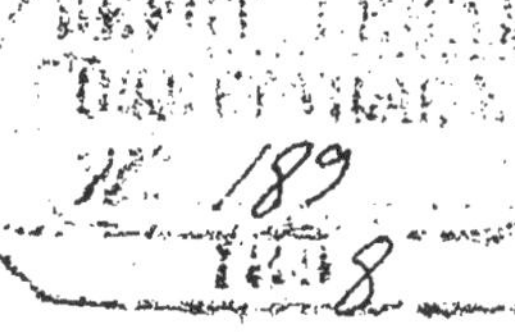

CHAMONIX

STATION D'ALTITUDE

PAR LE

Dr J. ROSIÈRE

MÉDECIN A CHAMONIX

Avec 2 Planches, 6 Vues photographiques
et un Schéma itinéraire

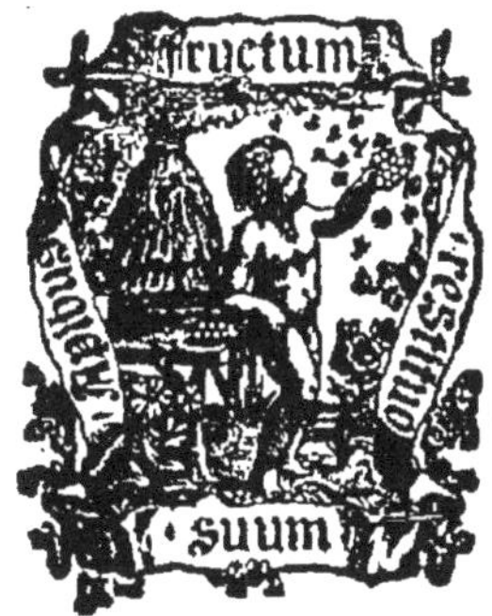

PARIS

16 [SOC]IÉTÉ D'ÉDITIONS SCIENTIFIQUES

[R]ue Antoine-Dubois (Place de l'École de Médecine)

1899

CHAMONIX

STATION D'ALTITUDE

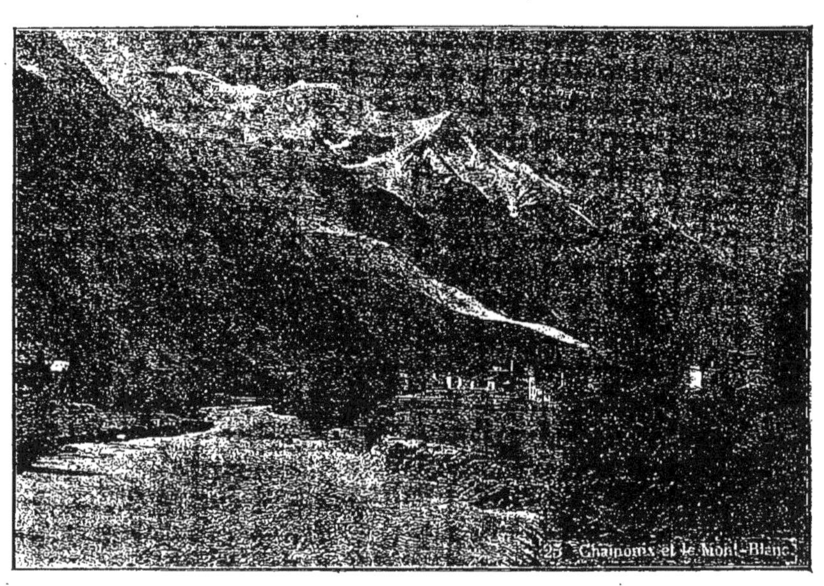

Phot. Aug. Couttet.

Vue de Chamonix en Été.

CHAMONIX

STATION D'ALTITUDE

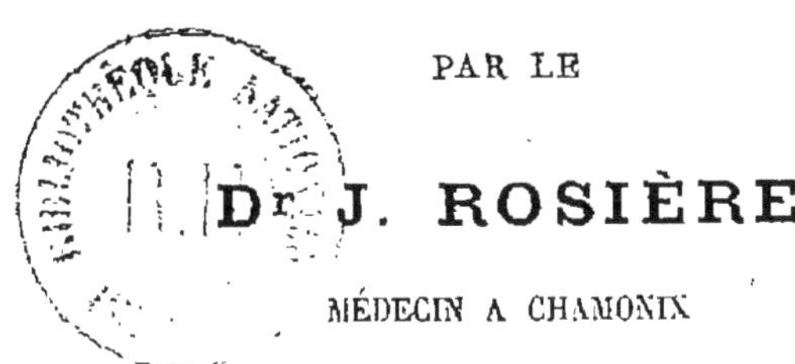

PAR LE

Dr J. ROSIÈRE

MÉDECIN A CHAMONIX

Avec 2 Planches, 6 Vues photographiques
et un Schèma itinéraire

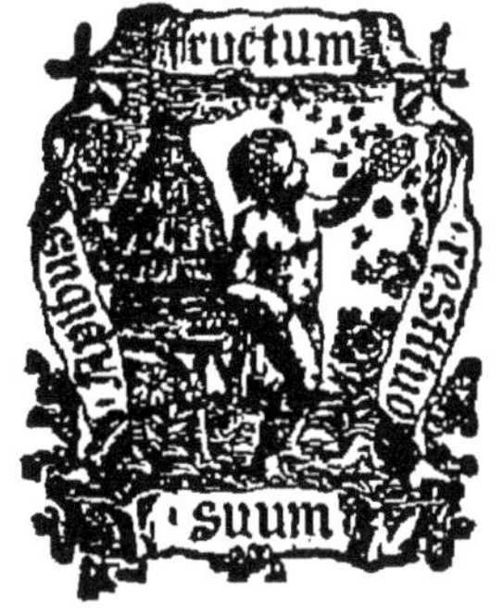

PARIS

SOCIÉTÉ D'ÉDITIONS SCIENTIFIQUES

4, Rue Antoine-Dubois (Place de l'École de Médecine)

1898

PRÉFACE

La bibliographie de Chamonix, en ce qui a trait à l'alpinisme, est, sinon complète, du moins étendue.

Jusqu'à ce jour, à part quelques courtes notices ou articles de journaux, il n'a rien été publié sur la valeur thérapeutique de cette admirable contrée.

Ce petit livre, conçu dans un but exclusivement médical, repose sur des données climatiques de toute précision qui permettront de faire connaître et apprécier Chamonix à sa valeur comme station de cures d'air. Avec les nouvelles facilités de communication que l'on a créées, cette station est maintenant à la portée de tous, et nous ne doutons pas du succès que l'avenir lui réserve.

Notre devoir est de remercier l'illustre savant dont le nom est attaché à l'observatoire du sommet du Mont-Blanc et qui dirige en même temps l'observatoire d'astronomie physique de Meudon. C'est, en effet, à l'obligeance de M. Janssen que nous devons les observations météorologiques insérées en dernière page. Elles sont la meilleure garantie de la sincérité de notre travail.

Nous remercions de même nos maîtres, confrères et amis, qui nous ont prodigué leurs encouragements.

J. Rosière.

Chamonix, le 14 Avril 1898.

AVANT-PROPOS

La MONTAGNE, *avec sa perspective grandiose, son pittoresque varié à l'infini, exerce sur l'homme une puissante attraction.*

D'un accès difficile, avant la création des chemins de fer, elle n'eut pendant longtemps que de rares visiteurs, privilégiés de la fortune. Aujourd'hui l'on n'y vient plus seulement en touriste, mais aussi pour sa santé.

Bien que l'exode vers elle commence à s'accentuer, « combien en parlent encore sans y avoir jamais été, combien y ont été et en sont revenus sans la bien comprendre ! N'est-elle pas cependant, à notre époque de surme-

nage et d'inquiétude, le grand refuge des esprits déséquilibrés, la sublime régénératrice des corps épuisés par la vie factice et destructive des villes? Elle console, répare et stimule; qui aime la montagne n'est jamais tout à fait perdu[1]. »

Grâce aux nombreux succès obtenus par les cures hygiéniques, la thérapeutique naturelle tend peu à peu à se substituer en France aux recettes compliquées de la pharmacopée. Hélas, combien tard!

Alors que nos voisins ont su, depuis longtemps, tirer parti des moindres coins de leur pays au point de vue des cures d'air, chez nous, l'indifférence fait que nous sommes encore leurs tributaires.

Est-il besoin, cependant, d'envoyer les malades au-delà de nos frontières pour leur procurer un climat salutaire?

Sous le rapport de la variété des climats, il est incontestable que la France n'a rien à

1. LINARIX, *Sanatoria des Alpes françaises.*

envier aux autres nations. Que nous manque-t-il donc pour arriver à les égaler ou même à les dépasser ? Un peu d'initiative et de bonne volonté !

C'est à ces sentiments que nous faisons appel auprès du corps médical, avec le ferme espoir d'être entendu.

CHAMONIX

Directement de Paris au Fayet, en 13 heures, par le chemin de fer P.-L.-M. — Du Fayet a Chamonix, 1 h. 1/2 de voiture.

Chamonix, **Chamouny** ou **Chamonys** (*Campus munitus*), anciennement **Le Prieuré**, est situé au pied du Mont-Blanc, à 1 041 mètres d'altitude, par 45° 53' 7 de longitude N. et par 4° 24' 5 de latitude E. de Paris.

C'est un chef-lieu de canton du département de la Haute-Savoie, universellement connu comme centre de tourisme et très en renom pour la pureté de son air.

Les origines de ce pays sont assez obscures. L'on sait que, vers 1090, sous le pontificat d'Urbain II, les Bénédictins de l'abbaye de Saint-Michel de Cluses vinrent y fonder un couvent dont on voit encore les ruines. C'est à cette fondation religieuse, autour de laquelle se groupèrent quelques habitations, que la localité dut vraisemblablement son nom primitif de **Le Prieuré.**

Quoi qu'il en soit, jusqu'au milieu du XVIIIe siècle cette contrée fut considérée comme inaccessible et demeura dans le plus complet isolement. L'aspect de ses hautes cimes glacées provoquait, même chez ses voisins, une sorte de terreur superstitieuse qui engendra nombre de légendes naïves dont quelques-unes sont parvenues jusqu'à nous.

En 1741, deux explorateurs Anglais,

MM. Pococke et Windham, arrivèrent à Chamonix, non sans un déploiement de forces inutiles. Guidés par des gens du pays ils visitèrent le glacier du **Montanvert** et lui donnèrent le nom de **Mer de glace.** Émerveillés de leur voyage ils revinrent à Genève et ne tarirent pas d'éloges sur leur découverte ainsi que sur l'accueil hospitalier qu'ils avaient rencontré parmi cette humble peuplade de pâtres et de chasseurs de chamois.

« Imaginez, dit M. Windham aux Génevois, à propos de la **Mer de glace**, votre lac agité par un vent violent et gelé tout d'un coup; peut-être encore cela n'y ressemblerait-il guère? » Quant au Mont-Blanc, il ne paraît pas avoir attiré l'attention des deux voyageurs. D'ailleurs, c'est à peine s'il figure sur les cartes de l'époque, bien qu'il se vît de soixante lieues à la ronde.

Excités par la curiosité, de nouveaux explorateurs ne tardèrent pas à venir à la suite de ceux-ci, mais c'est surtout à un savant, HORACE BÉNÉDICT DE SAUSSURE (1740-1799), que Chamonix doit sa notoriété et sa fortune.

La mémoire de cet homme de bien a été perpétuée en un bronze monumental ainsi que celle de son fidèle et vaillant guide, JACQUES BALMAT, le premier vainqueur du Mont-Blanc.

Aujourd'hui, Chamonix compte 2500 habitants, dont 800 agglomérés.

Assis aux bords de l'**Arve,** près de sa jonction avec l'**Arveyron,** ce bourg coquet est formé en majeure partie d'hôtels dont quelques-uns sont des morceaux d'architecture que ne désavouerait pas une grande ville. Ils sont au nombre d'une vingtaine et peuvent loger environ 2000 personnes; les patrons et employés parlent plusieurs langues. Sous le rapport du confort, de la tenue, de la propreté, ces maisons ne laissent rien à désirer. Elles sont toutes éclai-

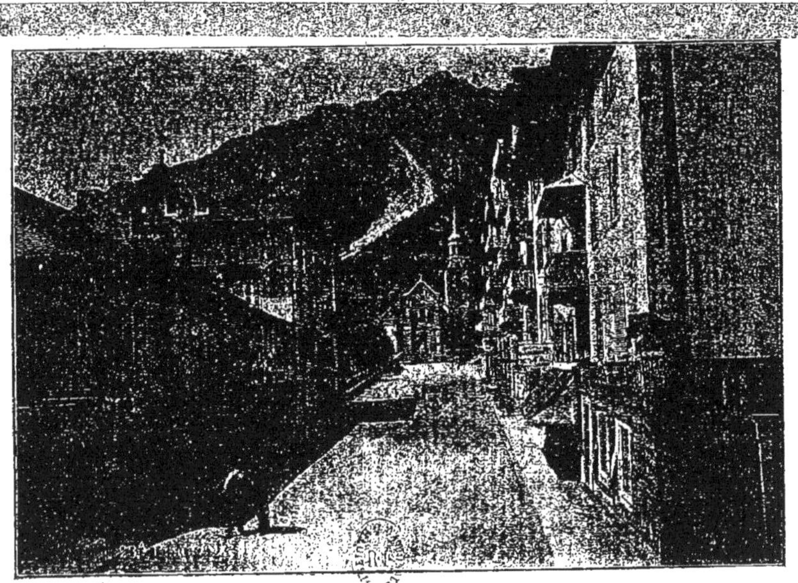

Phot. Auguste Couttet.

Place de l'Église.

rées à l'électricité et possèdent de puissants télescopes pour suivre les ascensions.

Selon les lois du progrès, le chemin de fer a fait, lui aussi, son apparition à l'entrée de la vallée, en attendant le moment prochain où il parviendra à Chamonix même et le reliera avec la Suisse dans la direction de Martigny. La Compagnie P.-L.-M. projette de faire de ce tronçon, qui nécessitera des travaux importants, une véritable œuvre d'art; elle emploiera la traction électrique. Dès maintenant, la durée du trajet de Cluses au Fayet se trouve abrégée des deux tiers et le chemin qui reste à parcourir en voiture, à partir de cette dernière station, est réduit aux proportions d'une courte promenade à travers des sites de toute beauté.

Si l'on se reporte à quelques années en arrière, où il fallait se rendre en berline, de Genève à Chamonix, l'on comprendra tous les avantages de ces nouveaux moyens d'accès.

En dehors du nombreux personnel des hôtels, la population *chamoniarde* se compose uniquement de commerçants, de voituriers et de guides. Ceux-ci sont réputés au loin pour leur courage et leur agilité. Ce sont des hommes vigoureux, d'une taille au-dessus de la moyenne, offrant une endurance exceptionnelle à la fatigue et aux intempéries. La coloration de leur teint, rehaussée par le hâle dû au grand air de la montagne, décèle en eux toutes les apparences de la santé. Ils sont, en effet, peu enclins aux maladies.

Parmi ses monuments, Chamonix compte deux églises. L'une, l'église paroissiale, est consacrée au culte catholique. L'on remarque devant son perron une pyramide de granit dans laquelle est enchâssé un médaillon en bronze à l'effigie de Jacques Balmat. L'autre, l'église protestante, est située dans le voisinage de la future gare, au milieu d'un petit cimetière où reposent les dépouilles de cer-

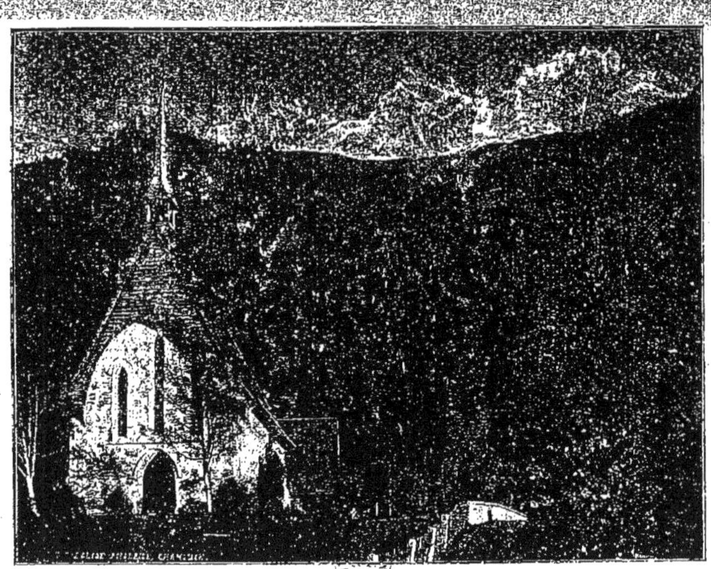

Phot. Tairraz.

Église anglaise.

taines victimes du Mont-Blanc. Elle a été fondée en 1860 par une association anglaise connue sous le nom de « Société coloniale et continentale ».

Dans ces dernières années Chamonix s'est beaucoup développé. La plupart de ses maisons sont neuves, construites en pierre de taille et recouvertes d'ardoises que l'on trouve en abondance dans la région. L'on a bâti un peu partout et l'on bâtit plus que jamais, dans le goût de notre époque, en prenant l'orientation au sud, du côté du Mont-Blanc.

Les rues principales sont larges, bien entretenues, abondamment pourvues d'eau, arrosées et balayées plusieurs fois par jour pendant les chaleurs.

Enfin, comme preuve de modernisme, il convient aussi de citer la publication d'un journal local pendant la saison d'été. C'est une revue hebdomadaire illustrée, de huit pages grand format, qui contient des artides médicaux et des relations intéressantes sur les ascensions. Elle est rédigée par la plume habile de M. P. Raffin et a comme administrateur M. Louis Marin.

Tous ces détails, dont quelques-uns sont futiles, en apparence, prouvent les efforts du pays pour continuer à mériter la faveur dont il jouit avec raison auprès des étrangers.

CONSIDÉRATIONS GÉNÉRALES

SUR LES

EFFETS PHYSIOLOGIQUES DU CLIMAT DE MONTAGNE

Bien que les effets de l'altitude soient connus, il nous est impossible de n'en pas parler sous peine de nuire à la clarté de ce qui va suivre.

Le *climat de montagne* a pour facteurs la pureté de l'air et la dépression atmosphérique ; il diffère en tous points du climat de plaine.

Ses caractères ordinaires sont les suivants : « augmentation de la raréfaction de l'air en raison directe de l'altitude, grande pureté de l'atmosphère et absence de tout contage organique, grande quantité d'ozone, ample radiation solaire, abondance de lumière, absence de brouillard[1]. »

Des études comparatives entre l'air des montagnes et celui des basses régions ont été faites à diverses reprises. Les recherches de Pasteur, Miquel et Cristiani ont montré qu'à partir de 1 000 mètres l'air ne contient plus de microbes pathogènes ou autres. En plaine, à la campagne, on a trouvé 350 à 400 germes par mètre cube d'air. Dans les villes, ces différences sont nécessairement plus accusées, surtout s'il s'agit d'un grand centre.

Le tableau suivant, dressé par M. Miquel, les fera amplement ressortir.

Nombre de bactéries trouvées dans 10 mètres cubes d'air analysé à des époques fort voisines.

	Bactéries.
1° A une altitude variant de 2000 à 4000 m.	0
2° Sur le lac de Thoune (550 m.)	8

1. LINDSAY, *Trait. climatérique de la phtisie pulmonaire.*

	Bactéries.
3° Au voisinage de l'hôtel Bellevue.......	25
4° Au parc Montsouris....................	7 600
5° A Paris (rue Rivoli)....................	55 000

Ces chiffres, outre la richesse en germes de l'air des agglomérations, prouvent que le nombre des microphytes décroît proportionnellement à l'élévation. Dans les hauts sommets l'air est complètement aseptique.

L'immunité phtisique, comme nous le verrons tout à l'heure, à propos de Chamonix, suit une marche ascendante parallèle.

Où il n'y a pas de graine, a-t-on dit avec raison, il ne saurait pousser de moisson. La valeur négative du climat d'altitude a été bien mise en relief par Jourdanet qui a établi le premier cette loi, qu'à partir de 2000 mètres, la phtisie devait être rare dans tous les pays du monde. Cette opinion a été confirmée par Jaccoud.

Voici comment il différencie l'influence des climats de montagne et des climats de plaine sur la cure de la phtisie pulmonaire :

« Les premiers, dit-il, sont des agents de la thérapeutique, les autres en sont les témoins. »

Toutefois, il faut faire entrer la latitude en ligne de compte. Tandis qu'au Mexique, l'on doit s'élever jusqu'à 2000 mètres pour ne plus rencontrer de phtisiques, dans les Alpes il suffit d'atteindre 800 à 1000 mètres.

Doit-on mettre l'immunité dont jouit le montagnard sur le compte de l'hygiène et de l'alimentation? La plupart du temps l'une et l'autre sont des plus défectueuses. C'est donc aux seules qualités du climat qu'il doit d'être épargné de cette affection meurtrière ainsi que de beaucoup d'autres.

Mais, l'excellence de l'air n'est pas la seule condition favorable du séjour à la montagne. A son action se joint celle de la dépression atmosphérique qui produit une suractivité fonctionnelle des organes les plus importants, principalement pendant l'acclimatement. Cette période de transition nécessite un effort d'adaptation de l'économie aux conditions particulières du nouveau milieu. Si l'effort est trop brusque, comme cela arrive lorsqu'on atteint d'emblée une grande altitude, il se produit une rupture d'équilibre intérieur qui donne lieu aux troubles connus sous le nom d'*anoxyhémie aiguë* ou *mal des montagnes*. Or, ce sont là des faits qui ne s'observent dans les Alpes, qu'aux environs de 4000 mètres, au cours des grandes ascensions comme celle du Mont-Blanc. La raréfaction de l'air en oxygène, la dépression atmosphérique et la fatigue musculaire en sont les causes provocatrices.

Les malades soumis à la climathérapie ne vont jamais aussi haut; à peine si les stations les plus élevées sont à 1800 mètres, ainsi : Andermatt (1444 m.), Leysin (1450 m.), Davos (1558 m.), Arosa (1892 m.), Le Montanvert (1921 m.). A ce niveau, la raréfaction de l'air n'est pas assez considérable pour produire des désordres graves. Tout au plus, certains sujets débiles ou nerveux peuvent-ils éprouver, au début, quelques malaises se traduisant par de l'insomnie, des palpitations et de la dyspnée ; puis, l'accoutumance des organes aux changements de pression se fait insensiblement et tout revient à la normale en moins d'une semaine. Pour ceux qui séjournent à une altitude moyenne, à Chamonix, par exemple, la période d'acclimatement passe le plus souvent inaperçue bien qu'elle entraîne des conséquences physiologiques nombreuses.

La *peau* devient le siège d'un afflux sanguin très marqué. « La nutrition des vaisseaux, des nerfs et des tissus élastiques s'améliore, toute l'enveloppe tégumentaire est fortifiée. Il faut y joindre, en outre, la plus grande force de résistance qu'éprouvent la plupart des personnes contre les refroidissements[1]. »

1. Weber, (*Climatothérapie,* 1886).

La transpiration augmente par l'insolation et par l'exercice et l'*évaporation* se fait rapidement au contact d'un aïr sec et vif.

Les parties à découvert, le visage et les mains, prennent une teinte bronzée; l'épiderme se dessèche et les herpétides, les rhinites, les pharyngites s'amendent et cèdent en peu de temps.

Le *sang* acquiert surtout des qualités fondamentales. Il est le siège d'une véritable éclosion de corpuscules à laquelle correspond une augmentation de l'hémoglobine. Le taux de cet élément fixateur de l'oxygène devient supérieur de 16 à 28 °/₀ sur ce qu'il est à la plaine, ainsi que l'a démontré Karcher à Champéry (1 052 m.) et à Serneus (950 m.)

D'autre part, voici les résultats fournis par Mercier sur l'hématopoïèse en montagne.

A Zurich (altitude 412 m.), sa moyenne était de 5 650 000 globules sanguins, celle de sa femme de 4 800 000, celle de l'aînée de ses filles de 5 200 000 et celle de la cadette de 5 400 000.

Après trois semaines passées à Arosa ces chiffres étaient les suivants :

		Augmentation.
Pour Mercier,......	6 890 000	1 240 000
— sa femme.....	6 360 000	1 560 000
— sa fille aînée..	6 300 000	1 100 000
— la cadette.....	6 200 000	800 000

Cette augmentation d'hématies avait pris des proportions énormes au bout de cinq mois de séjour. Mercier était parvenu à 7 100 000, sa femme à 6 490 000, son aînée à 6 500 000 et sa cadette à 6 600 000.

Sur douze voyageurs nouvellement arrivés, le même auteur constata des augmentations variant de 800 000 à 1 500 000 globules.

Le pouvoir hématopoïétique de l'altitude est donc considérable.

En regard des travaux de Mercier citons ceux non moins concluants de Paul Bert,

Jolyet, Müntz, Viault, Malassez, Regnard, Egger, Miescher, Hüfner, Sellier, etc.

Respiration. — Consécutivement au développement du champ de la respiration élémentaire se développe le champ de la respiration pulmonaire.

L'oxygène contenu dans l'atmosphère respirable est en quantité à peu près invariable. Regnault a trouvé, en effet, des quantités identiques dans une analyse faite en même temps à Genève (379 m.) et à Chamonix (1 041 m.).

	Oxygène
Air de Genève	20,993
Air de Chamonix	20,993

L'on a expérimenté plus haut avec les mêmes résultats. Le brassage de l'atmosphère sur les hauteurs influe peu sur ces quantités. Frankland et Tyndall ont vu qu'une bougie à l'abri du vent brûle aussi rapidement sur le sommet du Mont-Blanc (4 810 m.) qu'à Chamonix. Ce qui varie, c'est le volume de l'oxygène selon la pression. Plus l'on s'élève, plus le volume de ce gaz diminue et plus sa fixité sur l'hémoglobine est instable. Il en résulte que, pour obtenir une quantité d'oxygène suffisante à assurer l'hématose, l'on est obligé de faire entrer dans le poumon une plus grande quantité d'air et, pour cela, de faire des inspirations à la fois plus fréquentes et plus profondes.

Cette gymnastique respiratoire sollicitée par un besoin inconscient, même au repos, est d'une efficacité sans pareille. Elle assure la ventilation du poumon jusque dans ses points les plus faibles et amène son développement et sa perfection.

Voilà pourquoi la montagne est si utile à tous ceux dont la respiration est diminuée, soit par faiblesse ou imperfection du mécanisme, soit par une cause pathologique.

Le *cœur* imprime, de son côté, une grande activité à la circulation. Il bat plus fort et plus vite et son impulsion se fait sentir jusqu'à la périphérie en produisant une augmentation de la chaleur générale. Les volumes de sang et d'air mis en présence étant accrus, les échanges gazeux sont d'autant plus faciles, les combustions plus intimes et plus complètes, le rejet des déchets organiques mieux assuré.

Tels sont les effets physiologiques du climat de montagne.

CLIMATOLOGIE DE CHAMONIX

La vallée de Chamonix, autrement dit « la **Perle de la Savoie** », s'étend en ligne droite, du Sud-Ouest au Nord-Est, entre les chaînes du Mont-Blanc et du Brévent. Son parcours est de cinq lieues de long sur un kilomètre et demi de large. Elle est vaste, plane, bien éclairée et aérée.

Avec ses grandes prairies, ses bois de sapins et de mélèzes, son climat vivifiant, elle offre les plus désirables avantages pour la pratique des cures d'air.

La description de ses merveilles comporte des développements qu'il nous est impossible d'introduire dans le cadre restreint de cet opuscule. On les trouvera exposés tout au long dans une foule d'écrits auxquels nous renverrons le lecteur[1]. Nous relèverons simplement ce qui a trait à la climatologie.

La présence du Mont-Blanc implique nécessairement au climat de Chamonix des caractères spéciaux sans pour cela que les conditions atmosphériques soient les mêmes en haut qu'en bas ou suivent une marche parallèle.

Vu d'un point quelconque du pays, le sommet du colosse affecte la forme d'un sein dont l'observatoire Janssen figure le mamelon. Sa masse glaciaire est une sorte de pieuvre gigantesque dont les longs bras serpentent jusque dans la vallée. Ce sont, sur le versant français, les glaciers de **Bionnassay**, de **Taconnaz**, des **Bossons**, des **Bois ou mer de glace**, **d'Argen-**

1. Consulter les ouvrages de Saussure, Bourrit, Durier, Stéphen d'Arve; les publications des Clubs Alpins et les Guides de Cérésole, Whymper, Monod, etc...

tières, du **Tour**, etc. Leur action réfrigérante tempère, en été, le climat de Chamonix qui, sans cela, serait très chaud. Toujours en mouvement, soit qu'ils progressent en avant ou subissent une période de retrait, les glaciers sont sujets à des modifications, surtout dans leurs parties terminales.

A diverses reprises ils ont pénétré très avant dans l'intérieur des terres. Les hautes moraines que l'on voit au village des Bois en sont une preuve manifeste. Il existait là, il y a une quarantaine d'années, un énorme champ de glace qui a totalement disparu.

Les mouvements des glaciers réservent parfois des surprises dans le genre de celles du 21 août dernier. L'on a découvert dans une crevasse, un peu au-dessus de la cabane des Bossons, les restes d'un capitaine anglais, M. Arkwright, mort au Mont-Blanc le 13 octobre 1866. L'examen que nous avons pratiqué sur place nous a permis de constater que les chairs, enfermées depuis trente

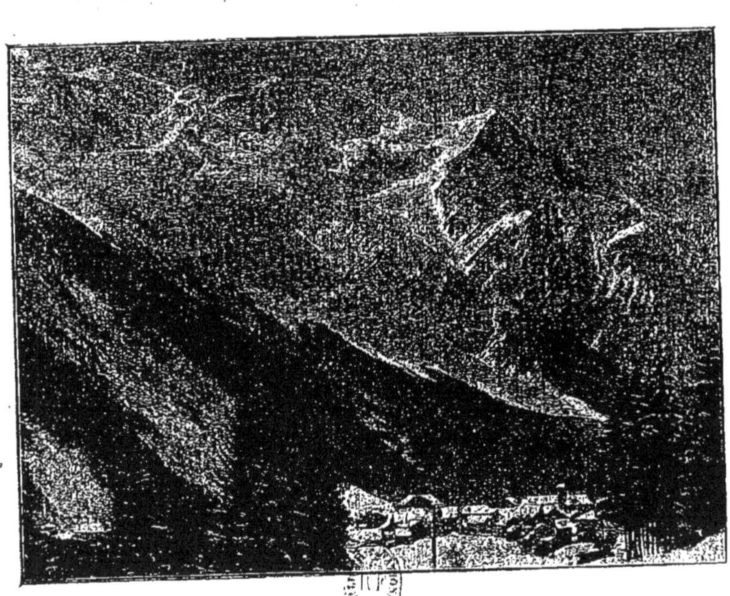

Phot. Tairraz. Chamonix l'hiver.

et un ans dans la glace, étaient d'une conservation parfaite.

Le Mont-Blanc a, non seulement une influence thermométrique sur la vallée de Chamonix, mais il en est en quelque sorte le baromètre. Chaque fois que sa cime est à découvert, le beau temps règne en bas.

Il peut arriver cependant que la vue du sommet soit interceptée par un voile épais sans que l'on puisse pour cela conclure au mauvais temps. Ce phénomène est commun à toutes les montagnes et il suffit de dépasser la limite du brouillard pour voir le soleil éclairer les régions supérieures.

Mais, d'une manière générale, selon l'aspect du Mont-Blanc, l'on peut prédire le beau temps, la pluie ou la neige; les guides de Chamonix ne s'y trompent pas. Quand les pointes environnantes sont nuageuses, cela n'a pas la même signification.

Bien que la climatologie de Chamonix soit liée à celle du Mont-Blanc, ce dernier n'en conserve pas moins son indépendance météorologique. Il a sa température particulière, ses vents et ses tourmentes de neige à part qui ne sont pas ressenties dans la vallée de l'Arve.

De temps en temps, alors qu'il règne à Chamonix un calme plat, l'on voit s'élever sur l'arête terminale de petits nuages blancs qui ne sont autres que des rafales de neige pulvérisée. Selon l'expression consacrée, le Mont-Blanc « fume sa pipe ! »

Les ascensionnistes ayant été aux prises avec ce vent qui, nous le répétons, n'est pas perçu en bas, pourraient seuls donner une idée de sa violence.

Les températures du sommet sont parfois contradictoires avec celles de la vallée. L'été, le thermomètre est habituellement au-dessous de zéro dans le milieu du jour et descend la nuit à —10° et —15° centigrades. L'hiver, il règne aux environs de l'Observatoire 40 à 50 degrés de froid. Mais, il se peut qu'il fasse moins froid en haut qu'en bas.

Nous avons vu que le principal élément d'un climat est l'atmosphère.

L'air de Chamonix est d'une pureté, d'une sécheresse, d'une limpidité et d'une transparence remarquables. Les analyses de Pasteur ont établi depuis longtemps qu'il ne contient pas ou peu de germes. Sa richesse en ozone le rend encore davantage aseptique.

Voici les résultats d'un dosage fait par M. Maurice de Thierry :

Pour 1000 mètres cubes d'air, il a trouvé, le même jour :

A Paris........................	2 gr. 3	d'ozone.
A Chamonix..................	3 gr. 5	—
Aux Grands-Mulets (3020 mèt.).	9 gr. 4	—

Cette surcharge tient, d'après M. Regnard :

1° A l'oxydation des essences et des résines dans les forêts de sapins ;

2° A l'absence des matières organiques combustibles dans l'atmosphère des montagnes, ce qui fait que l'ozone n'est pas détruit comme dans les villes.

Les faits cliniques viennent d'ailleurs confirmer ces données. La résistance du pays à l'invasion des maladies épidémiques est en tous points établie. Alors que l'on entend parler d'épidémies à quelques centaines de mètres plus bas, dans les endroits où règnent le brouillard et l'humidité, l'état sanitaire de Chamonix se maintient excellent.

Quant à la phtisie, c'est uniquement un article d'importation, car elle n'existe pas à l'état endémique parmi les Chamoniards. Les rares cas que l'on observe sont, en effet, spéciaux à des émigrés qui rentrent dans leurs foyers après avoir été contaminés dans les villes. De même, on rencontre peu d'habitants atteints d'asthme, d'emphysème et de catarrhe bronchique, affections si communes dans la plaine. Il suffit de voir nos montagnards évoluer sur les pentes les plus rapides pour être convaincu que ce ne sont pas des gens à l'haleine courte ni sifflante.

Ce qui concourt encore à rendre le pays plus salubre c'est que les habitations sont disséminées par places dans des endroits assez distants les uns des autres. L'air constamment renouvelé circule avec aisance.

La vapeur d'eau contenue dans l'atmosphère de Chamonix est en quantité relative assez faible. Si l'on admet les divisions de Weber en climat *très sec*, jusqu'à 55 °/₀, *sec*, jusqu'à 75 °/₀, *moyennement humide* jusqu'à 90 °/₀ et *très humide* de 90 à 100 °/₀, l'on verra, en consultant le tableau météorologique ci-annexé, que l'état hygrométrique de Chamonix varie entre 65 et 75 °/₀, de mai à octobre, et que son climat estival doit être rangé parmi les *climats secs*.

La pluie est l'inconvénient de tous les pays, aussi bien des pays de montagne que des pays de plaine, surtout des pays côtiers.

Il pleut donc à Chamonix comme partout ailleurs, plus ou moins selon les années, mais en règle générale le beau temps suit une marche régulière d'accord avec les saisons. A l'encontre de certaines stations de même altitude il n'y tombe jamais de neige en été. D'autre part, il est rare que la pluie soit fréquente ou continue au point d'empêcher les malades de sortir dans la journée.

Si nous prenons comme terme de comparaison l'année 1897 qui peut compter parmi les années pluvieuses, le relevé pluviométrique enregistré à Chamonix par le service des ponts et chaussées accuse une hauteur totale de 807 millimètres; à peu près celle de l'Engadine et des autres points les plus protégés de la Suisse.

Certaines stations mettent une sorte de soin jaloux à publier des statistiques réduites d'après les années les plus favorables sur le nombre de jours de pluies pendant les différents mois de la saison des cures. On ne saurait leur accorder qu'une valeur relative, car la sécheresse est variable selon les années.

La neige tombe à Chamonix à partir de novembre jusqu'en mars, à des intervalles souvent éloignés. Son épaisseur atteint parfois un mètre. Dès que la tourmente est passée, le soleil se montre radieux dans la vallée et la puissance de ses rayons calorifiques, décuplée par la réfraction de la blanche couche, élève considérablement la température. Il en résulte qu'en plein midi, dans les endroits bien exposés, l'insolation est telle que l'on éprouve souvent le besoin de se garantir contre ses effets cuisants.

La neige est, en effet, un mauvais conducteur de la chaleur. Elle réfracte fortement les rayons solaires, empêche le rayonnement de la terre et la protège contre le refroidissement. Beaucoup de plantes lui doivent leur salut, en particulier les rhododendrons qui rougissent les flancs de nos montagnes jusqu'aux abords des glaciers. De plus, elle entrave les émanations du sol et, dans sa chute, purifie l'air en précipitant les micro-organismes qu'il contient.

Durant l'hiver, le climat de Chamonix est assez rude, mais pas autant que l'on s'est plu à le dire ni que le voisinage du Mont-Blanc peut le laisser supposer. Le froid est vif, sec, hygiénique ; il incite le corps aux exercices et stimule profondément l'organisme. Jamais de pluies ni de brouillards! Le thermomètre accuse en moyenne — 10° mais peut descendre jusqu'à — 20° et 25° au dessous de zéro. Ces dernières températures sont rares et de courte durée. En tout cas, elles sont beaucoup mieux supportées que des températures plus élevées dans des endroits brumeux et battus par les vents. Il suffit pour s'acclimater d'être chaudement vêtu et confortablement installé.

A cette époque de l'année, les moyens

d'accéder à Chamonix sont tout aussi faciles qu'en été. Les routes principales sont partout ouvertes au traîneau, seul moyen de locomotion possible, mais en revanche le plus pratique, le plus rapide et le plus agréable de tous. C'est donc à tort que l'on supposerait Chamonix inhabitable en hiver; son climat est, au contraire, infiniment préférable aux climats d'une tiédeur moite en faveur auprès de certaines personnes dont l'unique souci est de sacrifier à la mode sans trop savoir pourquoi.

Les Anglais, qui connaissent tous les coins de l'univers, non par des lectures, mais pour les avoir parcourus, savent apprécier à sa valeur le climat hivernal de Chamonix et n'hésitent pas à déserter les brouillards de la Tamise pour venir passer ici les mois ensoleillés de décembre et de janvier.

A vrai dire, ne serait-ce que sous le rapport du pittoresque, Chamonix mérite d'être vu sous la neige. A l'aspect de ses toits lourdement empâtés, de ses sapins aux branches pendantes, de ses rochers aux grottes féeriques interceptées par de longues stalactites de glace, de ses monts couverts d'un épais et blanc manteau à travers lequel percent leurs pointes hardies, l'on croit découvrir une Sibérie inédite.

La saison d'hiver prenant chaque année une plus grande importance, les hôtels se sont agencés d'une manière spéciale afin de procurer à leurs clients tout le confort nécessaire. Les distractions et les sports favoris sont ceux de la marche, du patin, des skys, et de la glissade au moyen des *luges* ou *glisses*.

Au printemps, le décor change.

Lorsque le sourd grondement des avalanches a cessé de se faire entendre, survient le *foëhn,* ce terrible mangeur de neige.

Sous ses violentes et chaudes effluves, celle-ci disparaît comme par enchantement.

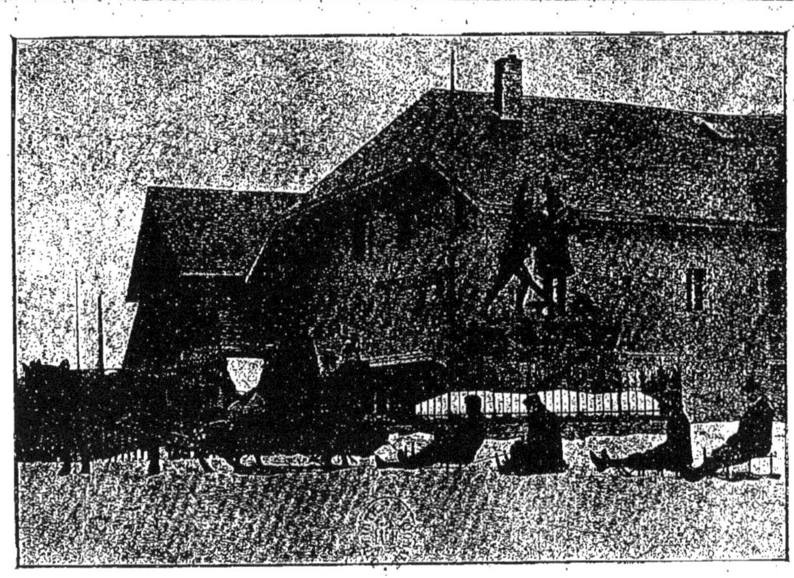

Phot. Tairraz.

Chamonix en hiver et les Glisses.

énervante ni oppressive. En plein soleil, l'on marche sans lassitude, avec une sensation de légèreté qui n'existe pas en plaine.

Voici un aperçu de la température diurne pendant six mois.

	TEMPÉRATURES		
	MOYENNE	DIURNE	MAXIMA
Mai..........	9°18	12°15	23°0
Juin.........	13 46	16 53	28 7
Juillet........	15 29	19 16	29 2
Août.........	12 26	14 16	26 2
Septembre....	10 78	14 87	27 6
Octobre......	4 84	7 06	22 9

Les matinées et les nuits sont d'une fraîcheur agréable ; elles calment et prédisposent au sommeil. Aussi, Chamonix est-il réputé pour un pays où l'on dort très bien. Grâce à son air tonique nous pouvons ajouter que c'est aussi le pays où l'appétit s'aiguise le mieux.

Les écarts de température entre le jour et la nuit, comme dans tous les pays de montagnes, sont plus marqués que dans la plaine. Quelquefois, à l'aube, le thermomètre tombe à zéro, mais il y a des nuits d'une douceur exquise avec des effets de lune merveilleux sur les dentelures des sommets.

Le sol, formé d'amas de sable et de quartiers de roches recouverts d'une mince couche de terre végétale, est complètement meuble et poreux. Les pluies sont bues et filtrées vers l'Arve aussitôt tombées, ce qui fait que les chemins sont secs en un instant.

Cette grande perméabilité du terrain est un inconvénient pour la culture à cause de la sécheresse, mais elle offre de grands avantages hygiéniques pour Chamonix qu'elle préserve de l'humidité.

L'on récolte dans la vallée le seigle, l'orge, le lin, l'avoine et la pomme de terre qui

En huit jours, les amas les plus considérables s'évaporent, on ne sait comment, sans même que la terre participe à l'absorption, car bien souvent elle n'est pas mouillée.

Déjà, à cette époque, qui coïncide avec le commencement de mars, le soleil a acquis assez de force pour achever l'œuvre dissolvante du foëhn et réchauffer la terre. Quand toute trace de neige a disparu de la vallée, la végétation longtemps contenue part tout d'un coup et va s'étageant peu à peu dans la montagne, par échelons d'altitude, en réglant sa marche sur celle de la fonte. L'on assiste alors à une succession continue de printemps qui se prolonge fort avant dans la saison.

En haut, les primevères, les violettes et les gentianes sortent de terre; à mi-côte, la rose des Alpes pique sa note rouge; en bas, les seigles et les orges sont sur le point de jaunir. C'est de tous côtés, une gamme infinie de couleurs où dominent les verts.

depuis les nuances les plus tendres jusqu'aux plus foncées, le tout encadré par les neiges éternelles.

Le *foëhn*, que l'on a longtemps considéré comme venant du Sahara, mais que les observations de Dove, Mühry et Dufour ont révélé comme étant une sorte de courant cyclonien qui provient de l'Océan Atlantique et escalade les Alpes par le sud ne souffle guère à Chamonix qu'au commencement du printemps et rarement avec violence.

Les autres vents ont peu de prise sur la vallée, car elle est fermée de tous côtés. Celui qui souffle le plus souvent, en été, est le vent du sud-ouest; les vents du nord et de l'est sont très rares; tous sont habituellement faibles.

(Voir le tableau indiquant la fréquence et la direction des vents).

L'été est doux, avec quelques journées un peu chaudes, mais la chaleur n'est ni est de première qualité. Le miel de Chamonix est aussi très renommé et s'exporte au loin.

En somme, si le sol se montre ingrat pour la culture de certains produits, tous ceux qu'il livre sont excellents.

Outre les terres labourables, le pays possède des prairies et des pâturages de montagne qui nourrissent de nombreux troupeaux de vaches et de chèvres dont le tintement joyeux des sonnettes donne un charme particulier au paysage.

Les bois sont aussi très répandus dans la vallée. Pour n'en citer qu'un, le bois du **Bouchet**, à cinq minutes de la localité, est un vaste parc naturel planté de sapins et de mélèzes séculaires, gazonné d'un épais tapis de mousse et sillonné en tous sens par de nombreux ruisselets aux eaux polychromes qu'alimentent les **sources** de l'**Arveyron**.

L'eau potable, est-il besoin de le dire, est

d'une pureté absolue. Elle est fraîche, froide même, abondante, limpide et très agréable au goût.

L'Arve n'est pas utilisée en boisson; les eaux qui servent à la consommation viennent de sources ou de ruisseaux produits par la fonte de névés et captés la plupart du côté du Brévent.

L'indication barométrique moyenne de Chamonix, correspondant à l'altitude de 1 041 mètres, est d'environ 672^{mm}.

Les effets physiologiques que l'on éprouve à cette hauteur sont des plus favorables au rétablissement général de toutes les fonctions. Ce sont ceux que nous avons étudiés plus haut.

En résumé, le climat de Chamonix peut se définir ainsi :

1° *En hiver :* climat très sec, froid à l'ombre, chaud au soleil, exempt de pluie et de brouillard, éminemment apte à créer l'endurcissement des individus qui offrent un certain degré de résistance aux influences extérieures et peuvent se livrer à des exercices physiques d'une certaine durée.

2° *En été :* climat tempéré, sec, ensoleillé, très salubre, toni-sédatif, dont l'air vif et pur, concurremment avec l'altitude, provoque un accroissement du nombre des hématies, augmente la capacité respiratoire, développe l'énergie contractile du cœur et des vaisseaux, excite l'appétit et les digestions, restaure la nutrition, calme le système nerveux, procure le sommeil, en un mot, suggère une activité vitale qui conduit au prompt rétablissement de la santé.

VALEUR PROPHYLACTIQUE & CURATIVE DU CLIMAT DE CHAMONIX

D'une manière générale, nous savons que l'altitude moyenne répond aux indications climathérapiques les plus nombreuses. A ce titre Chamonix se recommande particulièrement à l'attention des thérapeutes. Nombre de savants, médecins ou autres, venant depuis longtemps passer l'été dans cette station pour s'y livrer à des études scientifiques ou simplement pour y faire ample et durable provision de santé, ont constaté la puissante action de son climat.

Citons *in-extenso* l'élogieuse notice que lui consacre M. le docteur Paul Regnard, membre de l'Académie de médecine.

« Si Chamonix eût été plus facile à aborder, ce serait certainement à l'heure actuelle *une des premières stations d'altitude du monde entier; cette localité réunit en effet presque toutes les qualités exigées.* Elle est extrêmement proche de Genève et est en France, ce qui est apprécié au moins des Français; sans être très élevée et difficile à atteindre, elle jouit d'un climat absolument alpestre; *enfin le passage d'un très grand nombre de voyageurs y a développé les installations qui vont toujours en s'améliorant et on y jouit d'un véritable confort.*

Quand on quitte la plaine de Sallanches au niveau du village de Fayet, on s'engage dans une gorge sauvage où l'Arve coule en formant une série de cascades superposées. Cette gorge est complètement boisée et rappelle le magnifique trajet qui conduit à la Grande-Chartreuse.

Le village même de Chamonix est à peu près au centre d'une longue vallée presque absolument horizontale, ou du moins les changements de niveau y sont à peine marqués. Cela permet les promenades en voiture, qu'on ne trouve guère que dans les stations de l'Engadine.

De plus, le fond de la vallée est garni de prairies et même de forêts dans lesquelles il est possible de faire des courses sans monter ni descendre.

Le climat de Chamonix est doux, il y fait même un peu chaud en plein midi et en été, mais la grande facilité qu'on a de gagner rapidement les forêts de sapins tempère un peu cet inconvénient. Bien que l'altitude soit faible, le voisinage immédiat de très grands glaciers donne à la station un climat de haute montagne. On y est bien garanti des vents du Nord par la chaîne des Aiguilles Rouges et des vents du Sud par la chaîne même du Mont-Blanc. La neige, en été, ne tombe que sur les montagnes environnantes, jamais dans la vallée même.

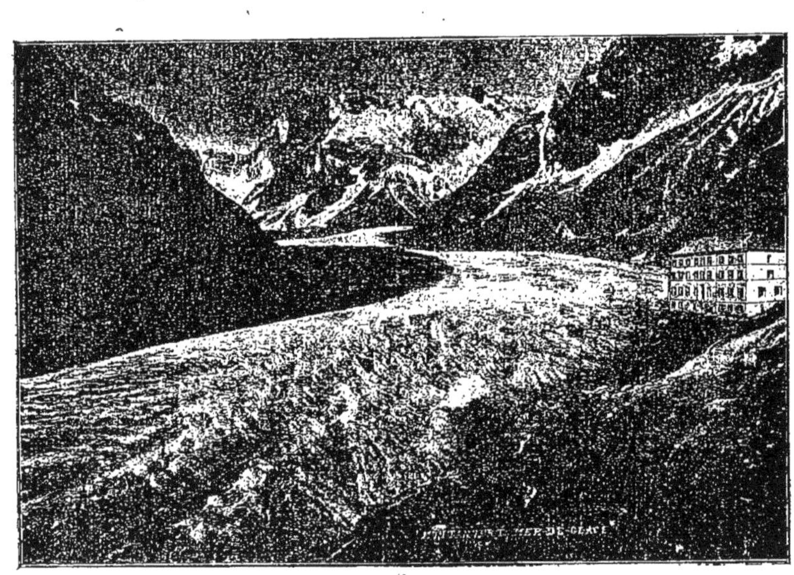

Phot. Tairraz.

La Mer de Glace et le Montanvert.

INDICATIONS. — *Chamonix répond à peu près à toutes les indications des stations moyennes. Il est à recommander aux nerveux, aux convalescents, aux anémiques, aux candidats à la tuberculose.*

Le MONTANVERT (1921 mètres).

« *Voici la seule station de grande altitude qui existe en France.*

A l'époque où Pasteur a fait à Chamonix ses célèbres travaux de bactériologie, il n'existait au Montanvert qu'une assez misérable auberge qui servait de refuge à ceux qui voulaient explorer le col du Géant. Aujourd'hui on a construit un véritable kurhaus renfermant un grand nombre de chambres, un peu primitives évidemment, mais suffisamment confortables pour que des gens même difficiles puissent y habiter. Le charme de la station c'est la vue de la Mer de glace; on a là sous les yeux un des plus magnifiques panoramas du monde entier.

Le climat est rude comme toutes les fois qu'on arrive vers 2000 mètres; en revanche, dans les chaudes journées d'été, la proximité du glacier tempère l'ardeur du soleil.

INDICATIONS. — Il ne faudra envoyer au Montanvert que des anémiques, des chlorotiques, des convalescents déjà loin de l'état aigu, des neurasthéniques et des névropathes de tout genre. Le Montanvert pourra aussi servir de haute station à toutes les localités du Jura et du bas Valais[1]. »

Ces renseignements sont d'une rigoureuse exactitude et émanent de quelqu'un qui connaît à fond la région.

D'autre part, voici, condensée sous une forme un peu brève, l'opinion du Dr Linarix sur Chamonix :

« *Climat très sec. Excellente station esti-*

1. REGNARD, *La Cure d'altitude* (1897).

vale. Beaucoup de familles ne font qu'y passer deux ou trois jours. Il serait à désirer qu'elles y fissent, au contraire, un long séjour. »

Ces idées sont en train de faire leur chemin et tout porte à croire qu'avant peu d'années, Chamonix sera une station de cures sans rivale, en France et à l'étranger.

Parmi les affections justiciables du traitement par l'altitude, il convient de citer au premier rang la *tuberculose.* Si l'on consulte les statistiques publiées par les sanatoria, les résultats obtenus apparaissent comme étant des plus encourageants.

Quoiqu'il existe dans la vallée et sur les hauteurs plusieurs endroits propices à la création d'établissements de ce genre, Chamonix n'en possède pas. Jusqu'à présent il s'est montré soucieux, avant tout, de garder intacte la pureté de son air. N'est-ce pas avec raison, et ne serait-il pas imprudent d'exposer à la contagion les nombreux touristes qui viennent le visiter?

Si donc, les tuberculeux ne se sont pas implantés dans cette contrée, il n'en est pas de même de la nombreuse catégorie de débilités que l'on désigne sous le nom de « *candidats à la tuberculose* ». Ceux-ci, du moins, s'ils sont ensemencés, ne germent pas encore et le climat de Chamonix est pour eux un puissant agent de cure.

Nous allons passer en revue les divers états morbides que l'on traite à cette altitude.

Le Lymphatisme, rare chez le montagnard, est le terrain de culture par excellence du bacille de la tuberculose. C'est aussi une porte ouverte à l'invasion des autres micro-organismes pathogènes. Sans être l'apanage exclusif du jeune âge, il se rencontre de préférence dans la seconde enfance. Ses caractères habituels sont une mollesse des tissus gorgés de lymphe avec tendance aux fluxions ganglionnaires et une diminution de la fonction respiratoire avec oxygénation incomplète des éléments du sang. L'insuffisance des oxydations occasionne le ralentissement de la nutrition, et l'atonie de la circulation périphérique est cause du peu de résistance des lymphatiques au froid. L'hygiène et la prophylaxie sont nécessaires contre cet état torpide. Le Climat d'altitude moyenne, en particulier le climat de Chamonix, convient à la majorité des cas de lymphatisme. Sous l'action purifiante de son air l'organisme entier se rénove.

Il est aussi d'une pratique courante d'envoyer les lymphatiques à la mer.

Nous ne saurions nier les bons effets obtenus depuis longtemps au moyen de la cure marine, mais nous trouvons trop absolue l'opinion de ceux qui lui attribuent une supériorité sur la cure de montagne.

Dans les deux cas, l'on poursuit le même but ; la guérison du malade, mais par des voies opposées. L'air est incontestablement pur au bord de la mer, mais à l'encontre de l'air des montagnes, il est saturé d'humidité.

D'un côté, la pression atmosphérique est à son maximum, de l'autre, elle va diminuant selon l'altitude. La quantité d'oxygène fixée par le sang étant en raison directe de la pression, il semblerait au premier abord que les fonctions hématopoïétiques dussent être plus actives au niveau de la mer que sur les hauteurs. Il n'en est rien, car nous savons combien est grand le pouvoir de l'air raréfié sur la circulation et la respiration et par quel mécanisme s'exagèrent les échanges gazeux et s'achèvent les combustions.

Il est à remarquer aussi que la clientèle des plages se recrute ordinairement parmi les habitants des plaines, c'est-à-dire dans des endroits où la pression barométrique est sensiblement la même qu'à la côte. Entre la mer et la montagne, si l'on compare les modifications physiologiques imprimées dans les deux cas à l'organisme, l'on verra que l'effort d'adaptation qui lui est imposé par l'altitude, concourt mieux que tout autre à produire sa suractivité fonctionnelle.

Reste la balnéation en faveur de la cure marine. Outre que cet avantage peut être en partie compensé par l'hydrothérapie, la montagne offre des ressources particulières qui ne se rencontrent pas habituellement sur le littoral pour développer l'énergie physique et morale de l'individu.

En réalité, la balance des avantages est au moins égale pour le climat d'altitude et l'on ne peut expliquer la plus grande affluence des lymphatiques au bord de la mer que par les facilités de communication et surtout par l'habitude, qui a créé un véritable engouement.

L'*Anémie* et la *Chlorose*, ces deux sœurs jumelles de la pathologie du sang, relèvent directement du traitement climatique. Mais, les anémies sont de nature variée et l'on s'est demandé si l'altitude convenait à toutes. L'expérience a répondu : oui. Dans tous les états de déglobulisation exagérée avec perte de l'hémoglobine et incapacité des microcytes de se développer ; là où le fer, l'arsenic et tous les moyens échouent, la climathérapie montagnarde réussit. Les résultats sont surtout marqués dans l'*anémie palustre* et la *chlorose dyspeptique*, si rebelles à toute médication.

Soustraire les anémiques aux causes morbides, les placer au point de vue de l'air, du régime, du paysage, des habitudes, dans des conditions opposées à celles qui existent, telle est l'indication à remplir. L'on dirigera donc sur la montagne les adultes, les jeunes gens et les jeunes filles anémiques. Là, encore, une station d'altitude moyenne, telle que Chamonix, sera préférable aux stations élevées. Souvent l'on envoie directement des chloro-anémiques dépourvus de toute résistance aux influences extérieures dans des stations très élevées comme Saint-Moritz (1856 mètres). Cette méthode est excessive et même imprudente, car avant de passer à une hauteur semblable il sera beaucoup plus profitable au malade de s'acclimater à l'altitude d'une manière progressive.

Chez les *chloro-anémiques émotifs,* sujets aux palpitations, à la dyspnée, aux troubles gastriques, à la neurasthénie, le repos au grand air est nécessaire, au début. Ce temps passé dans l'inaction, loin d'être perdu pour eux, est au contraire tout bénéfice, car l'hyperglobulie ne tarde pas à se produire, rétablissant l'équilibre dans toutes les fonctions, calmant l'excitation nerveuse et ranimant les forces. « Après quelques jours d'acclimatement les malades commenceront leurs courses quotidiennes dans la montagne. Tout d'abord, suivant leur état, la marche ne devra durer qu'une heure ou une heure et demie. On augmentera progressivement la durée des courses et bientôt ils pourront exécuter sans fatigue des marches quotidiennes de sept à huit heures. » (Hayem).

La Neurasthénie ou épuisement nerveux, a été surnommée « la maladie du siècle » à cause de sa très grande fréquence à notre époque.

Le surmenage cérébral, les préoccupations morales, les passions dépressives, les intoxications par l'alcool et le tabac, les maladies infectieuses et organiques, les excès de toute sorte, de travail ou de plaisir, en sont les causes habituelles. C'est, par dessus tout, la névrose des intellectuels. Sa prédominance dans les classes cultivées fait qu'on la rencontre conramment dans les villes.

La lutte de tous les instants pour l'existence, devenue de plus en plus difficile, de plus en plus âpre, par suite de la concurrence et de la pléthore dans toutes les carrières, implique des efforts soutenus qui dépassent souvent les forces. Avec ce mode de surmenage à outrance le système nerveux constamment tendu ne tarde pas à s'user. Qu'une circonstance fortuite, un événement brusque, viennent lui imprimer un choc, il cesse tout à coup de réagir et la neurasthénie est confirmée.

En vain, use-t-on et abuse-t-on des toniques et des excitants de toutes sortes, quelquefois va-t-on même jusqu'à l'alcoolisme pharmaceutique, rien n'y fait. Ce qu'il faut, c'est ramener le malade aux conditions normales de la vie, l'arracher à ses habitudes, à ses occupations, à ses pensées, et le conduire dans un lieu où il trouvera le calme et le repos. Nulle part ces conditions ne se trouvent réalisées aussi bien qu'à la montagne, nulle part mieux qu'à Chamonix.

Ici, nous laisserons la parole à MM. Proust et Ballet[1].

« Le séjour à la montagne jouit d'une vogue méritée dans le traitement des états névropathiques et de la neurasthénie en particulier. La cure climatique est à coup sûr

1. *Hygiène du neurasthénique*, 1897.

préférable, au moins pour le plus grand nombre des neurasthéniques, aux cures thermales ainsi qu'au séjour dans les stations maritimes. Les grandes altitudes, celles qui atteignent ou dépassent 2000 mètres, seront peu favorables et parfois même ne seront pas tolérées par les *neurasthéniques anémiques* dont la nutrition est gravement atteinte. *Une altitude moyenne de 1000 à 1600 mètres est généralement suffisante.*

Le climat de montagne exerce incontestablement une action stimulante et tonique sur les centres nerveux, sur les grandes fonctions de l'économie, la circulation, la respiration, la digestion ; c'est pourquoi il peut être conseillé à la plupart des sujets atteints d'épuisement nerveux. Il est particulièrement indiqué dans les cas de cérébrasthénie où prédominent les symptômes de dépression cérébrale, lorsque l'asthénie cérébrale, l'inaptitude au travail et la céphalée se sont développées sous l'influence du surmenage intellectuel ou de chagrin prolongé; dans les cas de neurasthénie cérébro-spinale peu graves qui s'accompagnent surtout d'atonie des voies digestives ou d'un léger degré d'anémie; enfin un séjour dans la montagne est tout à fait favorable aux neurasthéniques convalescents dont la guérison encore récente demande pour ainsi dire à être consolidée. Quant aux climats maritimes, ils sont loin de convenir à la généralité des neurasthéniques. Dans tous les cas où dominent les symptômes d'excitation, ils aggravent plutôt ces symptômes et quelquefois même provoquent l'apparition de nouveaux troubles.

Les premières courses en montagne doivent être très courtes et entrecoupées de haltes fréquentes. Mais au bout de huit à dix jours, l'acclimatement fait, les malaises du début se dissipent complètement; une activité musculaire plus grande sera alors permise; *il importe toutefois de toujours régler par doses progressives les promenades et les excursions*. Les patients ne doivent en éprouver qu'une sensation de fatigue légère, agréable, mais nullement douloureuse ».

En dehors des neurasthéniques, les *psychiques*, *hypocondriaques*, *mélancoliques*, ou autres, ainsi que la majorité *des gens nerveux*, retireront d'immenses avantages d'une cure à Chamonix.

L'*Asthme*, l'*Emphysème* et le *Catarrhe bronchique*, ne sauraient trouver un milieu plus favorable. Au début, certains asthmatiques et emphysémateux pourront être repris d'accès ou avoir la respiration gênée, mais il n'y aura pas lieu de tenir compte de ces accidents qui seront vite rentrés dans l'ordre.

Insensiblement la respiration s'effectuera avec ampleur, d'une manière complète, et l'air ozonisé, chargé d'émanations balsamiques, viendra aseptiser l'ensemble de l'arbre aérien et tarir les sécrétions.

Les effets physiologiques seront encore plus marqués si le malade effectue quelques marches sur des pentes. Pour cela il n'est pas besoin de recourir aux procédés artificiels d'Œrtel. Nos montagnes sont sillonnées en tous sens de chemins et de sentiers plus ou moins rapides où ils peuvent se livrer facilement à une gymnastique respiratoire méthodique en rapport avec leurs aptitudes.

La *Coqueluche* résiste bien souvent aux médications les plus énergiques et tend à s'éterniser. Elle guérit toujours par le changement d'air, surtout par l'air de la montagne.

Les *maladies du cœur* ne sont pas toutes une contre-indication à la cure d'altitude. Il en est quelques-unes, parmi les névroses, qui sont susceptibles d'être amendées dans une station intermédiaire.

L'exercice en montagne, joint à un régime approprié, est d'une grande efficacité contre certains états diathésiques tels que le *Diabète* et l'*Arthritis*. L'activité imprimée aux organes permet au sang d'éliminer sûrement sa surcharge en sels et en produits excrémentitiels de toutes sortes. Dans ces cas, le climat et le terrain abrité de Chamonix sont particulièrement recommandés.

Il convient toutefois d'observer certaines précautions hygiéniques et d'avoir en tout temps un costume suffisamment chaud avec des dessous en flanelle. Quant aux *obèses*, ils ont vite fait de fondre et de revenir à un embonpoint naturel.

Les *dyspeptiques* sans exception, *hypo* ou *hyperchlorhydriques*, les malades atteints de *congestion du foie* et d'*hémorrhoïdes* subissent aussi une restauration profonde dans les fonctions de la nutrition et de la circulation.

Le *lait* est pour eux une ressource précieuse. Il est ici très abondant et de première qualité; qu'il s'agisse de lait de chèvre ou du lait de vache. On en trouve partout, dans les hôtels, dans les maisons particulières et jusque dans les chalets de montagne.

LES CURES DE LAIT & DE PETIT-LAIT

Les cures de lait et de petit-lait se font dans notre station comme en Suisse et obtiennent depuis longtemps un véritable succès.

Il existe à Chamonix une *laiterie-école départementale* des mieux tenues où l'on a toutes facilités pour avoir du petit-lait.

L'on sait que ce dernier ressemble beaucoup au raisin par sa composition chimique; ses effets sont purgatifs, diurétiques et diaphorétiques. On le prend tiède et un peu sucré, par doses de 120 à 230 grammes, en commençant, pour arriver à en boire quatre à cinq verres par jour. Entre chaque verre l'on doit faire une petite promenade de quelques minutes; parfois, pour faciliter la digestion du petit-lait il sera bon de le couper avec des eaux alcalines. Ce genre de cure demande aussi à être complété par un régime spécial; combiné avec la climathérapie, il réussit souvent dans le *diabète* et l'*albuminurie*.

La cure d'altitude est la cure par excellence des *convalescences*. L'on enverra donc à la montagne tous les sujets qui, ayant fait un long séjour au lit, par suite de *maladies infectieuses* ou après des *opérations chirurgicales*, ont de la peine à se rétablir entièrement.

Les *anciennes pleurésies*, les *pneumonies à résolution incomplète*, contre la tenacité desquelles se buttent les médications les plus énergiques, entrent vite en voie de guérison à une altitude moyenne, dans un climat salubre, sec et ensoleillé. Pour ces dernières, l'auscultation révèle une prompte modification de la rudesse respiratoire des régions indurées et une amplification de la respiration dans les sommets et les régions infiltrées.

Plusieurs médecins, entre autres des médecins anglais, envoient chaque été à Chamonix des malades porteurs d'adhérences pleurales, dans le but de leur faire exécuter de la gymnastique respiratoire.

Chez tous ceux que nous avons examinés, les résultats ont été sinon complets dès la première saison, du moins très marqués. Ces malades, ayant commencé par faire de petites excursions, étaient arrivés à faire des ascensions avec autant d'aisance que le premier alpiniste venu. La plupart d'entre eux avaient réussi à mobiliser leur poumon et avaient reconquis toute leur énergie physique.

A part ses propriétés curatives, le climat de montagne, utilisé au point de vue *prophylactique*, rend encore les plus grands services. La santé physique étant la base de la santé intellectuelle, les fatigués mentaux, les débilités ou affaiblis de toute catégorie, les sédentaires, les intoxiqués, les contaminés par l'air vicié des villes auront tout à espérer du climat d'altitude. Aussi bien, peut-on dire sans crainte d'être taxé d'exagération que le climat de Chamonix s'adresse à tout le monde, aux gens bien portants comme aux malades.

Les *enfants*, en particulier, se trouvent très bien d'un séjour d'été à Chamonix. La vie hygiénique en plein air contribue au développement des sujets retardataires en qui la faiblesse de constitution, le défaut d'ampleur du thorax, le manque de vitalité générale des tissus constitue une prédisposition aux états maladifs.

Il serait à souhaiter que les enfants des écoles françaises pussent mettre à profit le temps des vacances pour faire des excursions en montagne. Tous les ans il vient s'installer ici des pensionnats suisses, allemands et anglais. Bien que l'on ait institué les voyages scolaires, l'on n'y voit pas d'écoliers français.

Sans doute, Chamonix est éloigné des grands centres, mais avec les nouvelles facilités de voyage et la réduction des tarifs consentie au tourisme, il est désormais impardonnable d'ignorer la plus importante et la plus belle partie des Alpes. Outre les effets salutaires du séjour, les élèves rapporteraient de leur voyage des notions précises d'orographie et d'hydrographie qu'ils ne peuvent acquérir sur les cartes et dans les livres.

HYDROTHÉRAPIE

L'hydrothérapie est, avec la climathérapie, l'agent hygiénique toni-sédatif le plus puissant. Ces deux méthodes de traitement se complètent mutuellement dans certains états d'atonie générale persistante ou d'excitation nerveuse.

Un établissement hydrothérapique complet est projeté à Chamonix pour l'année prochaine. Il fonctionnera au moyen des eaux de l'Arve, affluent du Rhône, qui prend sa source au **col de Balme** et reçoit, avant son entrée dans le bourg, les eaux des glaciers du **Tour**, d'**Argentières** et de la **Mer de glace.**

Voici un aperçu de la température de ces eaux :

TEMPÉRATURES DE L'ARVE

PRISES PAR M. VALLÉE, JUGE DE PAIX A CHAMONIX,

du 1er Janvier 1896 au 26 Février 1898 inclus.

DATES		Degrés	DATES		Degrés
1896. Janvier....	1	2° 4	1896. Juin......	16	4° 8
	8	3 6		26	4 2
	15	2 8	Juillet.....	3	3 8
	23	1 2		10	4 0
	29	1 8		17	3 6
Février....	5	1 6		24	3 2
	12	2 2		29	3 4
	19	2 4	Août......	5	4 2
	28	1 5		13	5 0
Mars......	5	3 4		21	4 2
	13	3 4		29	6 6
	20	3 2	Septembre.	4	6 0
	27	3 0		11	5 6
Avril	2	4 4		19	3 8
	11	6 2		27	3 6
	17	5 2	Octobre...	2	4 4
	25	4 2		9	3 6
Mai.......	2	3 8		16	3 8
	8	6 4		24	3 6
	15	6 0		30	3 8
	21	6 6	Novembre.	6	4 0
	29	5 8		11	3 2
Juin......	5	4 0		18	2 8
	12	4 2		21	1 8

TEMPÉRATURES DE L'ARVE (SUITE)

DATES			Degrés	DATES			Degrés
1896.	Novembre.	29	2°2	1897.	Juin	4	5°4
	Décembre.	5	2 8			13	5 8
		11	1 4			18	3 8
		17	1 0			26	4 2
		27	0 8		Juillet.....	3	3 8
1897.	Janvier....	8	1 2			9	4 2
		15	1 6			16	4 6
		23	1 0			23	4 8
		29	0 6			27	4 0
	Février....	4	2 8		Août......	6	4 4
		13	2 6			13	4 2
		19	2 2			20	4 0
		25	1 8			28	4 4
	Mars......	6	2 6		Septembre.	3	4 0
		13	1 4			10	4 4
		19	1 8			17	5 2
		27	6 4			24	4 8
	Avril	2	3 4		Octobre ...	1	4 2
		9	4 2			7	3 3
		16	5 2			15	4 0
		23	5 6			22	3 0
		30	6 2			29	2 8
	Mai.......	7	4 4		Novembre.	5	3 6
		14	6 8			12	3 8
		21	6 2			19	2 2
		27	5 2			26	4 4

TEMPÉRATURES DE L'ARVE (SUITE)

DATES		Degrés	DATES		Degrés
1897. Décembre .	3	1°2	1898. Janvier....	21	2°8
	10	1 6		28	2 4
	16	1 4	Février....	4	1 4
	24	0 2		12	0 2
	31	1 8		19	2 5
1898. Janvier....	7	2 4		26	1 4
	14	2 2			

L'on peut juger par ces données combien il sera facile de graduer la douche jusqu'aux plus basses températures.

En même temps, l'établissement sera doté d'un cabinet médical agencé pour pratiquer l'*électrothérapie*, de telle sorte que rien ne sera négligé pour assurer aux malades les soins les plus complets.

Là ne se bornent pas les ressources thérapeutiques de la localité. Il existe dans le voisinage de la forêt du **Bouchet** une source d'eau sulfureuse, alcaline et sulfatée dont l'analyse suivante a été faite M. P. Morny, de Genève.

Pour 1000 grammes :

Sulfate de calcium........	0,0412
Bicarbonate de soude... .	0,1435
Sulfate de chaux.....	0,0503
— de soude..........	0,1064
Chlorure de potassium....	0,0047
— de sodium.......	0,0076
Oxyde rouge de fer.......	0,0040
Silice....................	0,0037
Glairine (sèche)..........	0,3020
	0.3943

Gaz azote..................	19 gr. 55
Température	12°,3

Ces eaux, non encore exploitées, ont une valeur reconnue dans le traitement des herpétides, du lymphatisme, de la chlorose et de la strume. Elles sont jaillissantes, limpides, d'une odeur franchement sulfureuse, d'une saveur alcaline qui n'a rien de désagréable. L'estomac les supporte très bien et, prises à jeun à la dose de trois ou quatre verres, elles produisent un léger effet laxatif. La source débite 2 litres à la seconde, ce qui fait 120 litres par minute, volume assez considérable pour desservir un établissement de bains.

Plusieurs personnes du pays ainsi que de nombreux touristes, vont en boire à son émergence, ce qui est en même temps l'occasion d'une promenade charmante. Certains, parmi les malades que nous avons cités plus haut, pourront essayer d'en faire usage.

Tout est donc réuni pour faire de la **Perle de la Savoie** une station d'altitude unique dans son genre.

LA SAISON

Les cures d'air se pratiquent à Chamonix de mai en octobre. Dans le courant de Mars la neige disparaît définitivement de la vallée et l'ensemencement des terres se fait au commencement ou au milieu d'Avril, selon que le printemps est plus ou moins précoce. D'ordinaire, le mois de Mai est très doux, et l'on peut venir s'installer à Chamonix dès cette époque. Quant au mois de Juin, il est des plus favorables au quadruple point de vue de la longueur diurne, de la température, de la facilité des excursions en montagne et du nombre de touristes encore peu élevé.

L'affluence ne commence guère, en effet, qu'à partir de Juillet pour cesser à la fin d'Août. A ce moment les vacances sont en partie terminées pour certains alpinistes ; les autres abrègent la durée de leur voyage pour consacrer le reste de leur temps au plaisir de la chasse. Il en résulte que l'on déserte les Alpes au moment le plus agréable. A vrai dire, les jours commencent à décliner, mais en revanche le temps des fortes chaleurs est passé.

Le mois de Septembre et même le commencement d'Octobre, écrit Cérésole,[1] qui voient, bien à tort, les étrangers quitter la la vallée de Chamonix, sont un moment fort beau pour la contempler dans ses riches teintes d'automne, avec ses admirables couchants et avec l'animation que donnent de nombreux troupeaux dont les champêtres symphonies retentissent au loin. »

Le mois de Septembre est, sans contredit, l'un des plus beaux et des plus recherchés

1. CÉRÉSOLE, *Chamonix et le Mont-Blanc.*

par les vrais connaisseurs de la belle nature alpestre.

Quelquefois le temps fait mine de se gâter vers le milieu du mois, mais ce n'est qu'un symptôme passager et ceux qui savent temporiser sont toujours récompensés au delà de leurs espérances. Le froid ne commence réellement à se faire sentir qu'en Novembre et les premières neiges, à moins d'hivers exceptionnellement précoces, ne tombent qu'en Décembre.

Les malades, surtout ceux qui ont atteint un certain degré d'endurcissement, ne doivent donc pas se hâter de boucler leurs malles à la moindre alerte de mauvais temps, comme le font les touristes.

La cure hygiénique de vingt-et-un jours, telle qu'on la pratique dans les stations d'eaux, n'a aucune raison d'être à la montagne. L'hypercythémie que l'on aurait acquise dans ce court laps de temps ne serait qu'éphémère.

Il faut, au contraire, jouir le plus longtemps possible des avantages du climat et y recourir les années suivantes.

Chamonix, pendant la belle saison, est un lieu de séjour véritablement enchanteur. Là, tout est joie pour les yeux, calme et repos pour l'esprit. La contemplation des plus grands chefs-d'œuvre de la nature élève l'âme, fait naître l'enthousiasme et détourne la pensée des soucis quotidiens et des petites misères de la vie. On ne se lasse pas de regarder et d'admirer. Les levers et les couchers du soleil ont une magnificence telle qu'ils provoquent des exclamations parmi les plus blasés. Lentement, quand le soleil plonge derrière le col de Voza, l'on voit étinceler les glaciers sous ses rayons obliques et, peu à peu, la neige se teinter de rose. Bientôt, les aiguilles s'empourprent, flamboient, rutilent, et prennent des tons qui défient les palettes les plus riches. Ces spectacles sont inoubliables.

En plein mois d'Août, quand la saison bat son plein, Chamonix, pour être un endroit mouvementé, n'a cependant rien de bruyant. Le repos des malades n'est pas troublé par l'activité des alpinistes ; au contraire, celle-ci est un remède contre la solitude et l'ennui dont on ne peut se défendre dans beaucoup d'autres stations. D'ailleurs, touristes et malades ont peu de contact entre eux. Les premiers partent en excursions dès l'aube et ne reviennent que le soir, laissant ainsi pour toute la journée les coudées franches aux seconds. Rien n'est plus curieux et plus récréatif que d'assister à l'organisation et au départ des caravanes si ce n'est de voir leur retour, vers cinq ou six heures, alors que les diligences, les voitures particulières et les landaus arrivent de tous les côtés à la fois. Pendant quelques instants l'animation est telle quelle donne l'illusion d'une grande ville.

Le genre de vie que l'on mène à Chamonix est simple et régulier. L'on s'y couche tôt pour se lever de bonne heure, à moins d'indication particulière.

Nous conseillerons aux malades de laisser autant que possible leur fenêtre entr'ouverte pendant la nuit. C'est une mesure hygiénique qui coûte un peu à prendre au début, mais à laquelle on se fait vite. Dans la journée, il faudra vivre complètement au grand air. Ceux dont les forces physiques sont très amoindries et qui ne peuvent supporter l'exercice en montagne, auront une foule de promenades à faire aux environs.

Le costume sera chaud, souple, léger, en tissus de laine à trame peu serrée. La tenue d'alpiniste est celle qui convient généralement le mieux. A Chamonix, l'on n'est pas tenu de faire assaut de toilettes. Chacun se met à l'aise : les dames en jupes courtes, les hommes en veston ou en jersey; la chemise de flanelle, les souliers et le bâton ferrés sont de rigueur pendant les courses en montagne. L'on trouve tous ces objets sur place, dans des magasins amplement approvisionnés en vue du tourisme.

PROMENADES & EXCURSIONS

Comme complément de ce travail nous croyons faire œuvre utile en publiant une liste de quelques promenades et excursions aux environs de Chamonix et en indiquant leur durée. Les personnes dans l'impossibilité de sortir à pied auront toute facilité pour se procurer des voitures et des landaus auprès des nombreux voituriers de la localité.

PROMENADES A PIED.

Le Bouchet à 5 minutes de distance.
— jusqu'à Ortaz, 1/2 heure.
— jusqu'aux sources de l'Arveyron, 1 heure.
Le Bouchet, avec retour par les Pratz, 2 heures.
Les Bourses ou bois des Rosières, à 1/4 d'heure.

Le village des Pratz, à 1/4 d'heure.
Les Tines, à 40 minutes.
Le Bois du Four à chaux, à 1/2 heure.
— avec retour par les Tines, 1 h. 1/2.
Le Lavancher, à 3/4 d'heure.
Le lac des Gaillans, à 20 minutes.
Pieralota, à 1/2 heure.
Le Fouilly et la Cascade, à 20 minutes.
Les Faverands, à 20 minutes.
Les Pèlerins, à 1/2 heure.
— avec retour par les Gaillands, 1 h. 1/4.
Les Tissours, à 20 minutes.
— jusqu'aux Pèlerins, 1/2 heure.

Promenades en voiture.

Argentières, à 1 heure de voiture.
Tréléchant, à 1 h. 1/2.
Vallorcines, à 1 h. 3/4.
Le Chatelard Suisse, à 2 heures.
Le Tour, à 1 h. 1/2.
Les Houches, à 1/2 heure.
Les Montées, à 3/4 d'heure.
Servoz, à 1 heure.
— pour visiter les gorges de la Dioza, 1 heure.

Le Chatelard, à 1 heure.
Le Fayet, à 1 h. 1/2.

Excursions a pied ou a mulet.

La Cascade de Blaitière, à 1/2 heure.
La Cascade du Dard, à 3/4 d'heure.
La Cascade des Pèlerins, à 3/4 d'heure.
Le Glacier des Bossons, à 1 heure.
— la traversée, 1/4 d'heure.
La Mer de glace (1921 m.), à 2 heures.
— — la traversée, 1/2 heure.
— — avec retour par le Chapeau, 5 heures.
La Flégère (1877 m.), à 2 heures.
Plan-Pratz (2064 m.), à 2 h. 1/2.
Plan-Achat (1572 m.), à 1 h. 1/4.
Bel-Achat (2154 m.), à 2 h. 1/2.
Le Brévent (2525 m.), à 4 heures.
Pierre-Pointue (2057 m.), à 2 h. 1/2.
Le Plan de l'Aiguille (2234 m.), à 3 h. 1/2.
Le Lognan (2040 m.), à 3 heures.
Le Col de Balme (2202 m.), à 3 h. 1/2.

Nous bornerons là cette nomenclature qui permet déjà de se rendre compte du nombre et de la diversité des motifs de promenade aux alentours de Chamonix. Dans presque tous les endroits cités l'on trouvera des chalets-buvettes.

Pour les grandes courses, consulter les guides.

CHAMONIX

Hauteur = 1041 m.; φ = 45° 53' 7 N.; λ = 4° 24' 5 E. de Paris.

	BAROMÈTRE	TEMPÉRATURE					HUMIDITÉ	
		moyenne	diurne	nocturne	maxima	minima	relative	absolue
	Millim.							Millim.
Mai	672 72	9°18	12°15	6°21	23°0	— 5°2	65 %	5 36
Juin...........	74 68	13 46	16 53	10 39	28 7	— 0 3	69	7 54
Juillet.........	75 16	15 29	19 16	11 41	29 2	+ 2 5	68	8 38
Aout..........	74 93	12 26	14 16	10 35	26 2	— 1 9	73	7 57
Septembre.....	75 59	10 78	14 87	6 69	27 6	— 2 4	75	7 00
Octobre........	71 39	4 84	7 06	2 62	22 9	— 11 3	79	5 05

FRÉQUENCE DE VENTS

	Entre 1000 Vents, la distribution est la suivante :									DIRECTION MOYENNE du Vent.
	N.	NE.	E.	SE.	S.	SW.	W.	NW.	Calme	
Mai.........	177	65	0	32	258	226	0	210	32	WSW.
Juin.........	144	133	11	22	334	245	22	78	11	SW.
Juillet.......	80	16	0	0	194	564	49	81	16	SW.
Août.........	182	55	0	0	182	436	36	109	0	SW.
Septembre ...	107	71	36	36	143	571	12	48	0	SW.
Octobre......	161	118	43	43	118	409	32	76	0	SW.

TABLE DES MATIÈRES

PAGES

Imp. Fr. Simon, Rennes (1732-98).

SCHÉMA ITINÉRAIRE

POUR

CHAMONIX

DU FAYET : trajet en voiture............ 1 h. 30
DE MARTIGNY : trajet en voiture...... 7 h.

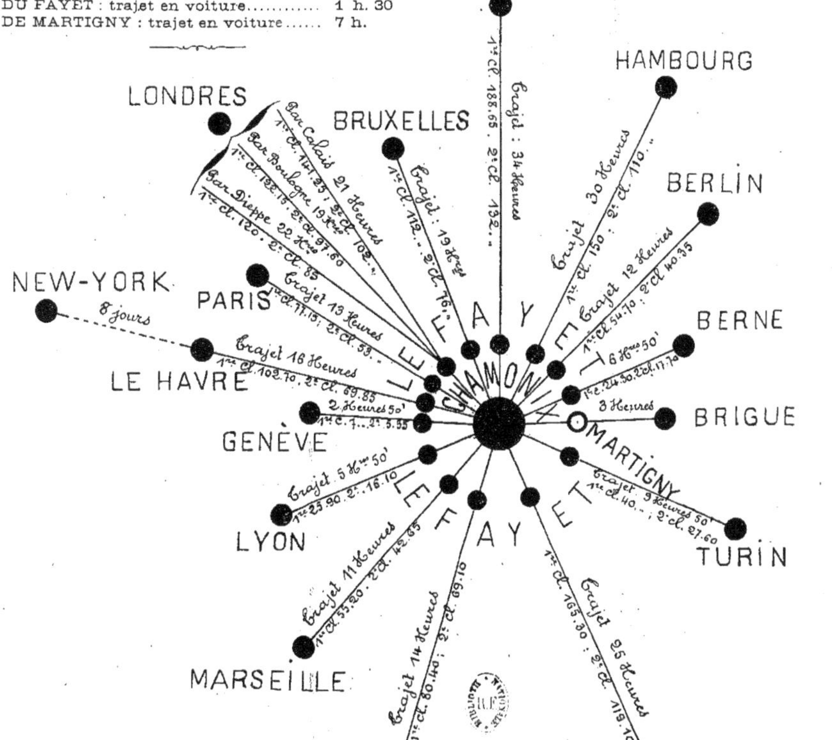

www.ingramcontent.com/pod-product-compliance
Ingram Content Group UK Ltd.
Pitfield, Milton Keynes, MK11 3LW, UK
UKHW021230230726
13926UKWH00003B/1341